甘薯营养成分与功效科普丛书

甘薯膳食纤维知多少

木泰华　马梦梅　编著

U0230607

科学出版社

北　京

内 容 简 介

　　甘薯中含有丰富的膳食纤维，具有良好的物化、功能特性及生理活性，可广泛应用于食品、保健品等行业中，市场前景广阔。本书对甘薯膳食纤维的定义、构成成分、制备技术、改性技术及物化、功能特性进行概述，并对甘薯膳食纤维在食品中的应用进行生动详细的介绍，从而为我国甘薯资源的精深加工与综合利用提供技术支持，这对于促进甘薯加工业的良性循环及产业结构升级具有重要的意义。

　　本书可供科研院校食品工艺学相关专业的本科生、研究生，相关研究领域的专家、企业研发人员，以及其他爱好、关注食品工艺学的读者参考。

图书在版编目（CIP）数据

　　甘薯膳食纤维知多少/木泰华，马梦梅编著. —北京：科学出版社，2019.1

　　（甘薯营养成分与功效科普丛书）

　　ISBN 978-7-03-059380-1

　　Ⅰ．①甘⋯　Ⅱ．①木⋯ ②马⋯　Ⅲ．①甘薯－食品营养－介绍
Ⅳ．① R151.3

　　中国版本图书馆 CIP 数据核字（2018）第 252183 号

责任编辑：贾　超　宁　倩 / 责任校对：杜子昂
责任印制：肖　兴 / 封面设计：东方人华

科 学 出 版 社 出版
北京东黄城根北街 16 号
邮政编码：100717
http://www.sciencep.com

北京汇瑞嘉合文化发展有限公司 印刷
科学出版社发行　各地新华书店经销
*

2019 年 1 月第 一 版　　开本：890 × 1240　1/32
2019 年 1 月第二次印刷　　印张：1 3/4
字数：50 000
定价：39.80 元
（如有印装质量问题，我社负责调换）

作者简介

木泰华 男，1964 年 3 月生，博士，博士研究生导师，研究员，中国农业科学院农产品加工研究所薯类加工创新团队首席科学家，国家甘薯产业技术体系产后加工研究室岗位科学家。担任中国淀粉工业协会甘薯淀粉专业委员会会长、欧盟"地平线 2020"项目评委、《淀粉与淀粉糖》编委、《粮油学报》编委、*Journal of Food Science and Nutrition Therapy* 编委、《农产品加工》编委等职。

1998 年毕业于日本东京农工大学联合农学研究科生物资源利用学科生物工学专业，获农学博士学位。1999 年至 2003 年先后在法国 Montpellier 第二大学食品科学与生物技术研究室及荷兰 Wageningen 大学食品化学研究室从事科研工作。2003 年 9 月回国，组建了薯类加工团队。主要研究领域：薯类加工适宜性评价与专用品种筛选；薯类淀粉及其衍生产品加工；薯类加工副产物综合利用；薯类功效成分提取及作用机制；薯类主食产品加工工艺及质量控制；薯类休闲食品加工工艺及质量控制；超高压技术在薯类加工中的应用。

近年来主持或参加国家重点研发计划项目 - 政府间国际科技创新合作重点专项、"863"计划、"十一五""十二五"国家科技支撑计划、国家自然科学基金项目、公益性行业（农业）科研专项、现代农业产业技术体系建设专项、科技部科研院所技术开发研究专项、科技部农业科技成果转化资金项目、"948"计划等项目或课题 68 项。

相关成果获省部级一等奖 2 项、二等奖 3 项、社会力量奖一等奖 4 项、二等奖 2 项，中国专利优秀奖 2 项；发表学术论文 161 篇，其中 SCI 收录 98 篇；出版专著 13 部，参编英文著作 3 部；获授权国家发明专利 49 项；制定《食用甘薯淀粉》等国家 / 行业标准 2 项。

马梦梅　女，1988年10月生，博士，助理研究员。2011年毕业于青岛农业大学食品科学与工程学院，获工学学士学位；2016年毕业于中国农业科学院研究生院，获农学博士学位。2016年毕业后在中国农业科学院农产品加工研究所工作。目前主要从事薯类精深加工及副产物综合利用、薯类主食加工技术等方面的研究工作。参与农业部"948"计划、国际合作与交流项目、甘肃省高层次人才科技创新创业扶持行动项目等，先后在 *Food Chemistry*、*Carbohydrate Polymers*、*Journal of Functional Foods* 和《中国食品学报》、《食品工业科技》等杂志上发表多篇论文。

前　言

P R E F A C E

　　甘薯俗称红薯、白薯、地瓜、番薯、红芋、红苕等，是旋花科一年生或多年生草本植物，原产于拉丁美洲，明代万历年间传入我国，至今已有 400 多年的栽培历史。甘薯栽培具有低投入、高产出、耐干旱和耐瘠薄等特点，是仅次于水稻、小麦、玉米和马铃薯的重要粮食作物。在我国，甘薯主要用于制备淀粉及其制品如粉丝和粉条。在甘薯淀粉生产过程中会产生大量的薯渣等副产物。研究表明，薯渣中含有蛋白质、膳食纤维、维生素、矿物质等营养与功能成分，且脂肪含量很低，对调节人体机能有着重要作用。但是，薯渣往往被作为废弃物直接丢弃，使优质资源未得到充分利用。如何对薯渣中的膳食纤维进行提取，并将其应用于食品和保健品中，是促进甘薯加工业良性循环及产业结构升级的重要课题。

　　2003 年，笔者在荷兰与瓦赫宁根（Wageningen）大学食品化学研究室 Harry Gruppen 教授合作完成了一个薯类保健特性方面的研究项目。回国后，怀着对薯类研究的浓厚兴趣，笔者带领团队成员对甘薯加工与综合利用开展了较深入的研究。十余年来，笔者团队承担了"现代甘薯农业产业技术体系建设专项""国家科技支撑计划专题——甘薯加工适宜性评价与专用品种筛选""甘薯深加工关键技术研究与产业化示范""农产品加工副产物高值化利用技术引进与利用""甘薯叶粉的高效制备与品质评价关键技术研究""薯类淀粉加工副产物的综合利用"等项目或课题，攻克了一批关键技术难关，取得了一批科研成果，培养了一批技术人才。

编写本书的目的主要是从再加工利用的角度向大家详细介绍什么是甘薯膳食纤维，甘薯膳食纤维的制备及改性技术，甘薯膳食纤维的物化、功能特性及生理活性以及甘薯膳食纤维的加工利用前景，目的是以通俗易懂的语言让广大读者了解甘薯膳食纤维，不再认为甘薯渣只是废弃物。希望本书的出版有助于改变甘薯加工的现状，对相关产业的转型升级与实现可持续发展发挥一定作用。

限于作者的专业水平，加之时间相对仓促，书中难免有不足和疏漏之处，敬请广大读者提出宝贵意见及建议。

木泰华

2019 年元月

目　录

CONTENTS

一、什么是甘薯膳食纤维 / 01

　　1. 说一说膳食纤维的定义 / 02

　　2. 谈一谈甘薯膳食纤维的分类和组成 / 03

二、如何从甘薯中提取膳食纤维 / 07

　　1. 膳食纤维的制备技术有哪些? / 08

　　2. 怎样用单酶法制备甘薯膳食纤维? / 12

三、甘薯膳食纤维的结构与物化功能特性 / 15

　　1. 甘薯膳食纤维的结构, 你了解吗? / 16

　　2. 甘薯膳食纤维有黏度吗? / 16

　　3. 甘薯膳食纤维可以保持水分吗? / 18

　　4. 甘薯膳食纤维的吸水膨胀是怎么回事? / 20

　　5. 甘薯膳食纤维能吸收脂肪和葡萄糖吗? / 21

　　6. 谈谈提高甘薯膳食纤维物化、功能特性的妙招 / 22

四、甘薯膳食纤维的生理活性 / 25

　　1. 甘薯膳食纤维可以预防肥胖吗? / 26

　　2. 甘薯膳食纤维调节血糖的效果好吗? / 27

　　3. 甘薯膳食纤维能减少血液中的炎症因子吗? / 29

　　4. 甘薯膳食纤维能预防脂肪肝吗? / 30

五、甘薯膳食纤维在食品中的应用 / 31

1. 饮料 / 32

2. 肉制品 / 32

3. 主食及休闲食品 / 33

4. 调味料 / 33

5. 保健食品 / 34

6. 甘薯膳食纤维面包，你会尝试吗？ / 34

中国农业科学院农产品加工研究所薯类加工创新团队 / 38

一、什么是甘薯膳食纤维

1. 说一说膳食纤维的定义
2. 谈一谈甘薯膳食纤维的分类和组成

1. 说一说膳食纤维的定义

2001 年美国谷物化学师协会（American Association of Cereal Chemists，AACC）将膳食纤维定义为：统指不能被人体小肠消化吸收，但能部分或完全地在大肠中发酵的植物组分或类似碳水化合物，包括多糖、寡糖、木质素和类似植物物质。这是目前对膳食纤维较为全面和通用的定义。

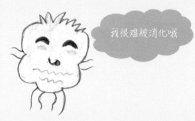

我很难被消化哦

但是大家知道吗，膳食纤维的定义并不是从 2001 年才开始出现的，而是经历了几十年不断的完善、丰富才形成的。下面，让我们了解一下膳食纤维定义的发展历程吧（图 1）。

1953年	Hipsley首次提出膳食纤维（dietary fiber，DF）的概念，统指不能被人体肠道消化吸收的植物细胞壁组分，包括纤维素、半纤维素和木质素。
1972年	TroWell对膳食纤维的定义和定量方法做了进一步的完善和丰富，指不能被人体消化酶水解的植物细胞残渣的组成部分，包括纤维素、半纤维素、木质素、果胶、寡聚糖、树胶和蜡质等。
1997年	美国公职分析化学师协会（Association of Official Analytical Chemists，AOAC）将膳食纤维定义为不被人体消化酶水解的植物多糖类物质，包括非淀粉类多糖、抗性淀粉、木质素和微量的生物活性物质等。
2001年	美国谷物化学师协会将膳食纤维定义为不能被人体小肠消化吸收，但能部分或完全地在大肠中发酵的植物组分或类似碳水化合物，包括多糖、寡糖、木质素和类似植物物质。

图 1　膳食纤维定义的发展历程

2. 谈一谈甘薯膳食纤维的分类和组成

　　甘薯膳食纤维是一类碳水化合物的统称，依据其分类原则的不同，其分类方法也多种多样。根据水溶性的不同，可以将甘薯膳食纤维分为不溶性膳食纤维和可溶性膳食纤维。其中，不溶性膳食纤维主要由纤维素、部分半纤维素以及木质素构成；可溶性膳食纤维主要由果胶、部分半纤维素以及亲水性胶体构成。根据其在大肠内发酵程度的不同，可分为部分发酵类和完全发酵类。部分发酵膳食纤维包括木质素、纤维素、半纤维素，完全发酵膳食纤维包括果胶和亲水性胶体等（图2）。

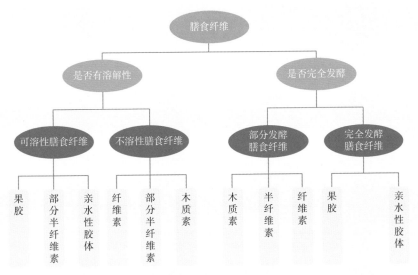

图 2　膳食纤维的分类

甘薯膳食纤维主要由四种成分构成，分别是纤维素、半纤维素、木质素和果胶类物质。下面，让我们共同来了解一下这四种物质吧。

纤维素是植物细胞壁的主要构成成分，是由葡萄糖通过 β-1,4-糖苷键连接的不溶性均一多糖（图3）；半纤维素主要是由木糖、葡萄糖、甘露糖、半乳糖、阿拉伯糖和鼠李糖等通过 β-1,4-糖苷键连接而成，还含有半乳糖醛酸基和葡萄糖醛酸基等（图4）；木质素是植物体中无定形的、分子结构中含有氧代苯丙醇或其衍生物结构单元的芳香性高聚物（图5）；果胶是一类复杂的多糖类物质，主要由D-半乳糖醛酸以 α-1,4-糖苷键聚合而成，由半乳糖醛酸聚糖（homogalacturonan，HGA）、鼠李半乳糖醛酸聚糖 I（rhamnogalacturonan-I，RG-I）和鼠李半乳糖醛酸聚糖 -II（rhamnogalacturonan-II，RG-II）组成（图6）。

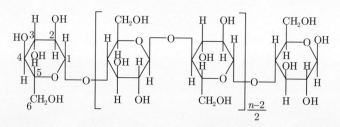

图3　纤维素的结构式

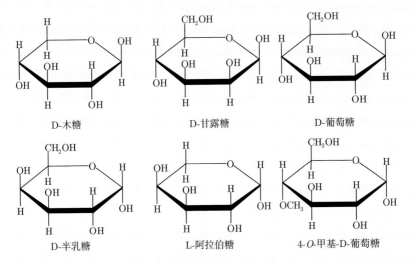

D-木糖

D-甘露糖

D-葡萄糖

D-半乳糖

L-阿拉伯糖

4-*O*-甲基-D-葡萄糖

图 4　组成半纤维素的糖残基

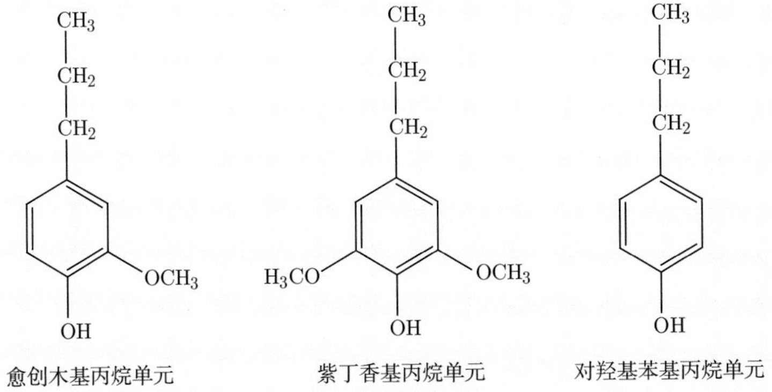

愈创木基丙烷单元

紫丁香基丙烷单元

对羟基苯基丙烷单元

图 5　木质素中三种基本结构示意图

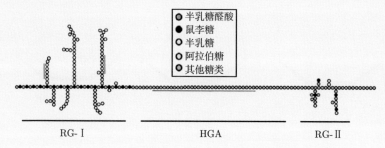

图 6　果胶中三个不同多糖区域示意图

二、如何从甘薯中提取膳食纤维

1. 膳食纤维的制备技术有哪些？

2. 怎样用单酶法制备甘薯膳食纤维？

如果直接从甘薯中提取膳食纤维，需要预先除去甘薯中的淀粉，不仅费时费力，也不利于甘薯产业的健康发展。在我国，甘薯主要用来制备淀粉，研究表明，提取淀粉后的甘薯渣中含有20%以上的膳食纤维，因此，以甘薯渣为原料提取膳食纤维，不仅可以提高甘薯的附加值，而且可以促进甘薯淀粉加工企业的可持续发展。那么，如何从甘薯中提取膳食纤维呢？甘薯膳食纤维可以实现大规模产业化生产吗？

1. 膳食纤维的制备技术有哪些？

目前，提取膳食纤维的方法主要包括：粗分离法、化学分离法、物理筛分法、酶解法、筛分与酶解结合法、化学试剂与酶解结合法等。

(1) 粗分离法

粗分离法主要包括悬浮法和气流分级法。这类方法主要是通过改变原料中各个成分的相对含量，比如降低淀粉和植酸含量，从而增加膳食纤维的含量。所得到的膳食纤维产品纯度低，因此只适合于原料的预处理，不适用于制备较高纯度的膳食纤维（图7）。

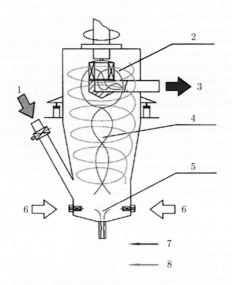

图 7　粗分离法制备膳食纤维示意图

1.粗物料进料口；2.传动装置；3.膳食纤维出料口；4.分级室；5.喷嘴；6.进风口；
7.膳食纤维循环路线；8.粗物料循环路线

(2) 化学分离法

化学分离法是指将粗产品或原料干燥磨碎，经酸、碱浸泡，离心处理后，将上清液 pH 调至中性，并用乙醇沉淀，所得沉淀物即为可溶性膳食纤维，离心后得到底层沉淀为不溶性膳食纤维（图 8）。但是，上述方法会造成几乎 100% 可溶性纤维、30%~40% 半纤维素和 10%~20% 纤维素损失，从而影响膳食纤维的品质。

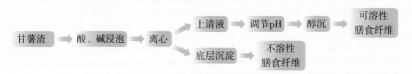

图 8　化学分离法制备膳食纤维流程图

(3) 物理筛分法

物理筛分法制备甘薯膳食纤维是利用原料颗粒大小的不同来提取膳食纤维（图9），这种方法与化学法相比减少了可溶性膳食纤维的损失，并且制备的膳食纤维色泽较浅，成本低，膳食纤维纯度较高。不过要想得到完全不含淀粉的产品，需与酶解法结合使用。

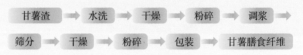

图9 物理筛分法制备甘薯膳食纤维的工艺流程

(4) 酶解法

酶解法可分为单酶法与复合酶法两种。其中，单酶法指仅采用淀粉酶或蛋白酶对原料中的淀粉或蛋白质进行酶解，进而制备高纯度的膳食纤维。复合酶法所用的酶不仅包括淀粉酶和蛋白酶，也可再引入其他酶如半纤维素酶、阿拉伯聚糖酶，制备一些活性成分。酶解法的优点在于不需要强酸强碱溶液和高压，操作方便，节约能源，还可以省去部分工艺和仪器设备，有利于环境保护，特别适合于淀粉和蛋白质含量高的原料中膳食纤维的分离提取。由于甘薯渣中主要含有淀粉，因此，可采用单酶法制备甘薯膳食纤维，下一节笔者会对单酶法制备甘薯膳食纤维的工艺进行详细介绍。

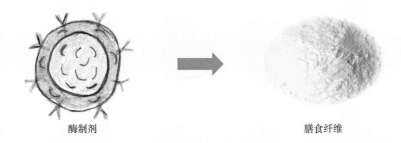

酶制剂   膳食纤维

(5) 筛分与酶解结合法

筛分与酶解结合法制备甘薯膳食纤维是先采用物理筛分法得到粗膳食纤维，再用耐高温 α-淀粉酶对所得粗膳食纤维中的淀粉进行酶解（图10）。所制备的甘薯膳食纤维纯度高，淀粉含量少。

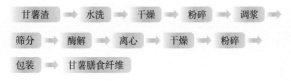

甘薯渣 ➡ 水洗 ➡ 干燥 ➡ 粉碎 ➡ 调浆 ➡

筛分 ➡ 酶解 ➡ 离心 ➡ 干燥 ➡ 粉碎 ➡

包装 ➡ 甘薯膳食纤维

图10　筛分与酶解结合法制备甘薯膳食纤维的工艺流程

(6) 化学试剂与酶解结合法

化学试剂与酶解结合法制备膳食纤维的步骤如下：先用化学试剂（如酸液或碱液）处理原料，再加入淀粉酶，并在适当的 pH 条件下加入蛋白酶、糖化酶、纤维素酶等，降解膳食纤维中含有的杂质成分；然后加入一定量的有机溶剂（乙醇、丙酮等），反应一段时间后，用清水漂洗、过滤、烘干，便能获得纯度较高的膳食纤维。

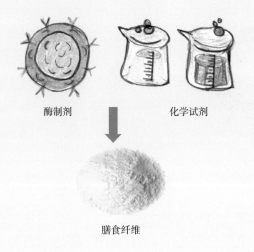

酶制剂　　　　　化学试剂

膳食纤维

2. 怎样用单酶法制备甘薯膳食纤维?

　　前面说了这么多膳食纤维的制备方法，那么，哪一种方法适合制备甘薯膳食纤维呢? 已有报道显示，提取淀粉后的甘薯渣中膳食纤维含量为 30%~40%，除此之外，仍然残留 40%~50% 的淀粉，而蛋白质、灰分、脂肪含量极低。由此可以看出，甘薯渣属于高淀粉、高膳食纤维的物质，因此，适合用酶解法制备膳食纤维;此外，由于甘薯渣中蛋白质含量较低，因此，可以只用单酶法来制备膳食纤维。

　　单酶法，顾名思义，指只采用淀粉酶酶解除去淀粉而制得甘薯膳食纤维的方法。该方法操作简便、所得膳食纤维纯度高，适合大规模工业化生产。

(1) 单酶法制备甘薯膳食纤维的小试试验

为了实现甘薯膳食纤维的中试及产业化生产，甘薯膳食纤维的小试试验很有必要。以甘薯渣为原料，加入适量的缓冲液，经搅拌形成均一的浆液，将浆液置于恒温水浴摇床中，加入适量的淀粉酶，酶解一定时间后，经灭酶、醇沉、离心、干燥，即得甘薯膳食纤维。

(2) 单酶法制备甘薯膳食纤维有什么特点？

表1将单酶法所得甘薯膳食纤维与物理筛分法、筛分与酶解结合法所得甘薯膳食纤维进行对比，可以看出，单酶法制得的甘薯膳食纤维的纯度最高，接近90%；此外，单酶法制备的甘薯膳食纤维色泽浅、易漂白、无异味且颗粒松散。

表1　不同制备方法所得甘薯膳食纤维的基本成分分析（g/100g 干重）

成分名称	物理筛分法	筛分与酶解结合法	单酶法
淀粉	11.84	2.49	1.97
膳食纤维	81.25	81.31	89.64
蛋白质	5.26	4.25	0.92
脂肪	0.38	1.38	0.39
灰分	2.84	1.25	2.20

(3) 单酶法制备甘薯膳食纤维的中试试验

在单酶法制备甘薯膳食纤维小试试验的基础上，为了实现甘薯膳食纤维的产业化生产，使甘薯膳食纤维走进市场，进行了单酶法制备甘薯膳食纤维的中试试验。通过调节加酶量与酶解时间、对比不同脱水设备及调节干燥时间，经酶解、离心、板框压滤、干燥、粉碎等工序，使甘薯膳食纤维的小批量中试生产工艺运转成功（图11）。

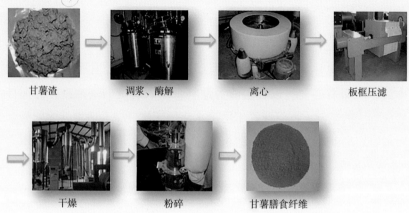

甘薯渣　　　　　调浆、酶解　　　　　离心　　　　　板框压滤

干燥　　　　　粉碎　　　　　甘薯膳食纤维

图 11　单酶法制备甘薯膳食纤维的中试试验流程图

(4) 单酶法制备甘薯膳食纤维的产业化生产

在甘薯膳食纤维小批量中试生产的基础上，通过改进加酶量、搅拌酶解时间，调节板框压滤的时间，在河北某企业实现了甘薯膳食纤维的产业化生产，甘薯膳食纤维的纯度在 80% 以上（图 12）。

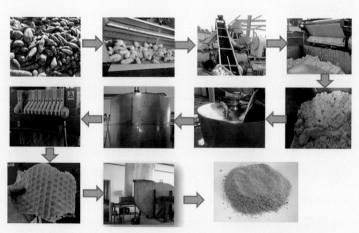

图 12　单酶法制备甘薯膳食纤维的产业化生产流程图

三、甘薯膳食纤维的结构与物化功能特性

1. 甘薯膳食纤维的结构，你了解吗？
2. 甘薯膳食纤维有黏度吗？
3. 甘薯膳食纤维可以保持水分吗？
4. 甘薯膳食纤维的吸水膨胀是怎么回事？
5. 甘薯膳食纤维能吸收脂肪和葡萄糖吗？
6. 谈谈提高甘薯膳食纤维物化、功能特性的妙招

1. 甘薯膳食纤维的结构，你了解吗?

甘薯膳食纤维是什么样子，有什么结构，你真正了解过吗? 带着这些疑问，笔者团队采用扫描电子显微镜对甘薯膳食纤维的结构进行了观察，并在不同扫描倍数下对其结构进行拍照，结果如图13所示。从中可以清楚地看到甘薯膳食纤维具有典型的蜂窝状多孔片层结构。

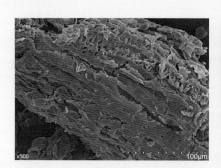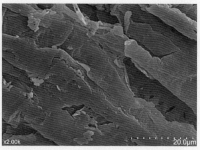

图 13　甘薯膳食纤维的表观结构（左图：放大 500 倍；右图：放大 2000 倍）

2. 甘薯膳食纤维有黏度吗?

甘薯膳食纤维中的可溶性组分较多，因此具有一定的黏度。一般来说，甘薯膳食纤维的黏度会随温度、pH 以及离子强度的变化而变化。那么，这些外界因素如何影响甘薯膳食纤维的黏度呢？带着这个疑问，我们对比了不同温度、pH 和盐浓度条件下甘薯膳食纤维的黏度变化，现将结果简要介绍给大家（图 14）。

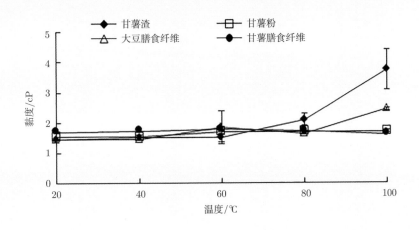

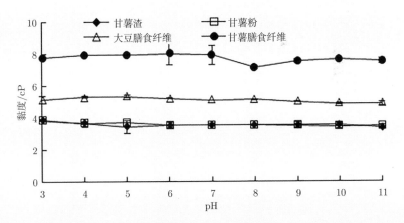

图 14　温度、pH 和盐浓度对甘薯膳食纤维黏度的影响

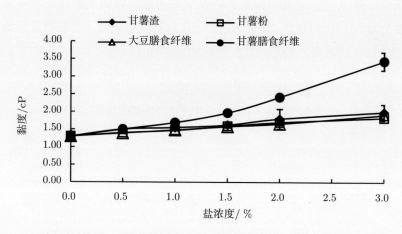

图 14　温度、pH 和盐浓度对甘薯膳食纤维黏度的影响（续）

1）当温度为 20℃、40℃、60℃、80℃和 100℃时，与甘薯渣、大豆膳食纤维相比，甘薯膳食纤维的黏度变化不显著，约为 1.5cP。

2）当 pH 范围为 3~7 时，甘薯膳食纤维的黏度变化不大，约为 8cP；当 pH 增大至 8，甘薯膳食纤维的黏度略有降低；而当 pH 进一步增大（9~11），甘薯膳食纤维的黏度稍有增大。

3）甘薯膳食纤维的黏度随溶液中 NaCl 浓度的升高而增大。当溶液中 NaCl 浓度为 3.0% 时，其黏度最大，为 3.44cP。

3. 甘薯膳食纤维可以保持水分吗？

持水能力是指甘薯膳食纤维在不受外界离心力或压力的作用下保持水分的能力。从上面结果可知，甘薯膳食纤维的黏度与温度、

pH 和盐浓度有一定的关系，那么持水能力是不是也受这三种因素的影响呢？为了解决这个疑问，分析了不同温度、pH 和盐浓度条件下甘薯膳食纤维的持水能力变化，如图 15 所示。

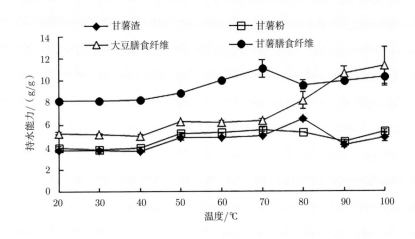

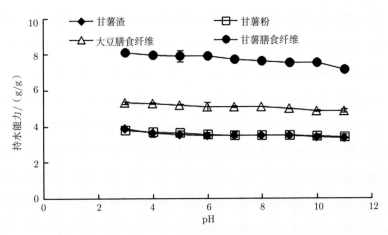

图 15　温度、pH 和盐浓度对甘薯膳食纤维持水能力的影响

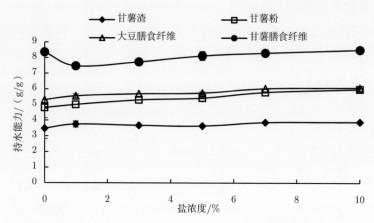

图15 温度、pH 和盐浓度对甘薯膳食纤维持水能力的影响（续）

1）当温度为20℃时，甘薯膳食纤维的持水能力为8.23g/g，随温度不断升高，甘薯膳食纤维的持水能力也升高，当温度达到70℃时，甘薯膳食纤维持水能力最大，达11.06 g/g。

2）当 pH 从3升高到11，甘薯膳食纤维的持水能力从8.13g/g下降到7.14g/g。

3）NaCl 浓度从0%升高到10%的过程中，甘薯膳食纤维持水能力变化不大，只有在盐浓度为1%时较低，约为7g/g。

4. 甘薯膳食纤维的吸水膨胀是怎么回事？

吸水膨胀能力可以衡量甘薯膳食纤维吸水18h后体积膨胀的多少。从表2所示10种不同品种甘薯膳食纤维的吸水膨胀能力可以看出，不同品种甘薯所得膳食纤维的吸水膨胀能力差异较大。'西农

431'所得膳食纤维的吸水膨胀能力最大,其次为'维多利',而'绿芽18'所得膳食纤维的吸水膨胀能力最小。10个甘薯品种的膳食纤维的平均吸水膨胀能力为10.32mL/g,明显高于可可膳食纤维（6.51mL/g）和苹果果胶（7.42mL/g）,与柑橘果胶（10.45mL/g）的吸水膨胀能力接近。

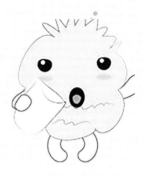

表2　不同品种甘薯膳食纤维的吸水膨胀能力

品种名称	吸水膨胀能力／（mL/g）
'西农431'	12.56
'维多利'	12.26
'冀薯'	9.9
'徐55-2'	10.51
'冀薯82'	10.51
'北京553'	10.12
'冀薯7-1'	9.81
'冀薯98'	9.34
'冀薯21'	9.09
'绿芽18'	8.11

5. 甘薯膳食纤维能吸收脂肪和葡萄糖吗?

甘薯膳食纤维真的可以吸收脂肪和葡萄糖吗? 答案是肯定的（表3）。甘薯膳食纤维的脂肪吸收能力为1.87g/g,高于葡萄柚膳食纤维（1.20~1.52 g/g）、柑橘膳食纤维（1.81 g/g）和苹果膳食纤维（0.60~1.45 g/g）。脂肪吸收能力越强,则表明膳食纤维抑制食品中脂肪流失的能力越强，也说明膳食纤维降低血液中胆固醇的能力越强。

表3　甘薯膳食纤维的脂肪吸收能力和葡萄糖吸收能力

功能特性	甘薯膳食纤维
脂肪吸收能力/（g/g）	1.87
葡萄糖吸收能力/（mmol/g）	25.86

注：甘薯品种为'密选1号'，产自北京密云。

　　此外，甘薯膳食纤维的葡萄糖吸收能力为25.86mmol/g，这说明甘薯膳食纤维能够抑制葡萄糖的扩散、增大葡萄糖从体内排出的速度，从而有效地降低血液中葡萄糖的含量。

　　甘薯膳食纤维之所以能够吸收脂肪和葡萄糖，主要原因有两点：①甘薯膳食纤维的比表面积较大，蜂窝式多孔网状结构较明显，这就决定了甘薯膳食纤维具有吸收葡萄糖和脂肪的能力；也可以通过表面张力将葡萄糖和脂肪包裹在其网状结构中。②甘薯膳食纤维中的可溶性组分含量较高，黏度较大，可以降低葡萄糖和脂肪分子的扩散速率。

6. 谈谈提高甘薯膳食纤维物化、功能特性的妙招

　　一般来说，从甘薯渣中提取的膳食纤维具有一定的持水能力、吸水膨胀能力、脂肪吸收能力和葡萄糖吸收能力等，如果要提高甘薯膳食纤维的物化、功能特性，则需要对其进行再加工。那么，你知道有什么妙招可以提高甘薯膳食纤维的物化、功能特性吗？

(1) 气流超微粉碎技术

气流超微粉碎技术是利用压缩空气通过加料喷嘴超音速喷射产生高度的湍流和能量转换流，使甘薯膳食纤维在这种高能量的气流作用下被悬浮输送，相互之间发生剧烈的冲击、碰撞和摩擦，加上超音速气流对颗粒的剪切冲击作用，使得甘薯膳食纤维的颗粒得到充分研磨而粉碎成超微粒子，如图16所示。

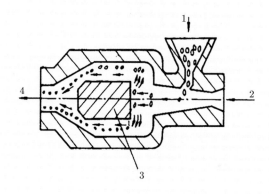

图16　气流超微粉碎机结构图

1. 加料斗；2. 高压气体；3. 靶板；4. 被粉碎物料与气流出口

(2) 高压微射流技术

高压微射流技术是一种湿法粉碎技术，流体在高液压作用下提升到高速，进而被分散成多股细流，它们在极小的空间内进行强烈的撞击，在撞击的过程中释放出的压力产生巨大的降压作用，进而使甘薯膳食纤维在短时间内得到高度破碎。该技术所得甘薯膳食纤维粒度小且均一，粉碎时间短，有利于保留生物活性物质，且超微粉碎在封闭系统中运行，无微粒分散，污染小。高压微射流设备结构示意图如图 17 所示。

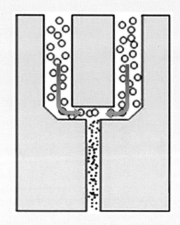

图 17　高压微射流设备结构示意图

四、甘薯膳食纤维的生理活性

1. 甘薯膳食纤维可以预防肥胖吗？

2. 甘薯膳食纤维调节血糖的效果好吗？

3. 甘薯膳食纤维能减少血液中的炎症因子吗？

4. 甘薯膳食纤维能预防脂肪肝吗？

甘薯膳食纤维可以促进肠道蠕动、增强饱腹感、缓解便秘，且能吸附部分脂肪、葡萄糖和胆固醇，因此具有预防肥胖，降血糖，减少炎症因子，防治脂肪肝等生理活性。下面我们就从动物试验的角度向各位读者生动、直观地说明甘薯膳食纤维的生理活性。

1. 甘薯膳食纤维可以预防肥胖吗？

甘薯膳食纤维真的可以预防肥胖吗？带着这个问题，笔者团队分析了试验期内（0~35天）不同试验组 Wistar 大鼠的平均体重变化（表4）。其中，正常组是指大鼠摄入正常的动物饲料，高脂对照组是指大鼠摄入高脂饲料，低、中、高剂量甘薯膳食纤维组是指大鼠分别摄入添加 2%、6% 和 10% 甘薯膳食纤维的高脂饲料。

表4　甘薯膳食纤维对大鼠体重的影响　　　　（单位：g）

时间/天	正常组	高脂对照组	低剂量甘薯膳食纤维组	中剂量甘薯膳食纤维组	高剂量甘薯膳食纤维组
0	218.40	222.40	221.80	222.30	220.20
7	272.37	271.19	272.49	271.44	272.33
14	323.01	316.41	317.58	319.25	316.82
21	357.63	359.34	358.17	356.61	351.55
28	397.10	405.35	403.88	398.37	395.26
35	422.44	434.58	429.66	424.68	416.99

1）0~14天，正常组、高脂对照组、低剂量甘薯膳食纤维组、中剂量甘薯膳食纤维组、高剂量甘薯膳食纤维组的大鼠体重没有显著性差异。

2）第 14 天以后，中剂量甘薯膳食纤维组和高剂量甘薯膳食纤维组的大鼠体重明显小于其他三组。

3）第 28 天以后，高剂量甘薯膳食纤维组的大鼠体重明显小于正常组和高脂对照组。

上述结果显示，甘薯膳食纤维喂养的大鼠体重增加速率较慢，体重值也小于正常组大鼠和高脂对照组大鼠，说明甘薯膳食纤维具有明显的预防肥胖的效果。

2. 甘薯膳食纤维调节血糖的效果好吗？

甘薯膳食纤维能调节机体血糖水平吗？能改善胰岛素敏感性吗？它对葡萄糖耐受性又有什么影响呢？让 Wistar 大鼠来为我们解开这些谜题吧。

(1) 甘薯膳食纤维能改善葡萄糖耐受能力吗？

首先，我们共同来了解甘薯膳食纤维对大鼠血糖值及葡萄糖耐受能力的影响（表5）。正常组大鼠的血糖曲线下面积（AUC）值为 22.24 mmol/L，经高脂饲料喂饲后，AUC 值增加到 26.27 mmol/L，说明高脂饲料喂养的大鼠葡萄糖耐受能力下降。三个不同剂量甘薯膳食纤维组的 AUC 值依次降低，分别为 25.17 mmol/L、23.61 mmol/L 和 22.34 mmol/L，说明随着甘薯膳食纤维添加量的增加，大鼠的葡萄糖耐受能力增强。

表 5　甘薯膳食纤维对大鼠血糖值和 AUC 值的影响

时间 /h	血糖值 /（mmol/L）				
	正常组	高脂对照组	低剂量甘薯膳食纤维组	中剂量甘薯膳食纤维组	高剂量甘薯膳食纤维组
0	6.23	7.27	6.80	6.53	6.27
0.5	15.83	18.6	17.87	16.67	15.80
1	12.20	14.8	14.43	13.40	12.27
2	6.47	7.80	7.47	7.07	6.63
AUC 值	22.24	26.27	25.17	23.61	22.34

注：AUC=0.25×（0h 血糖值 +4×0.5h 血糖值 +3×2h 血糖值）。一般来说，AUC 值越小，葡萄糖耐受能力越大，胰岛素敏感性越高。

（2）甘薯膳食纤维能提高胰岛素敏感性吗？

接下来，我们来看一下甘薯膳食纤维对大鼠血浆中胰岛素的影响（图 18）。正常组大鼠血浆胰岛素水平最低，经高脂饲料喂饲后大鼠血浆中胰岛素水平有明显的升高，说明摄入高脂食物后大鼠的胰岛素敏感性大大降低。当大鼠摄入低、中、高剂量的甘薯膳食纤维后，血浆胰岛素水平有一定程度的下降，且中剂量甘薯膳食纤维

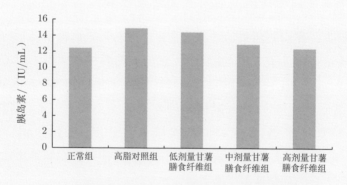

图 18　甘薯膳食纤维对大鼠血浆中胰岛素含量的影响

组大鼠和高剂量甘薯膳食纤维组大鼠的血浆胰岛素水平显著低于高脂组。上述结果说明甘薯膳食纤维能显著提高大鼠的胰岛素敏感性。

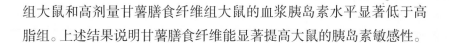

3. 甘薯膳食纤维能减少血液中的炎症因子吗?

炎症因子是指参与炎症反应的各种细胞因子。笔者团队研究发现，甘薯膳食纤维能减少血液中的炎症因子（表6）。

表6 甘薯膳食纤维对大鼠血浆炎症因子含量的影响

指标	正常组	高脂对照组	低剂量甘薯膳食纤维组	中剂量甘薯膳食纤维组	高剂量甘薯膳食纤维组
TNF-α/(ng/mL)	0.88	1.31	1.28	1.03	0.97
CRP/(mg/L)	2.63	2.88	3.04	2.70	2.55
IL-6/(pg/mL)	110.38	150.19	141.69	136.28	130.66

注：TNF-α 为肿瘤坏死因子，是炎症反应过程中出现最早、最重要的炎性介质，能激活中性粒细胞和淋巴细胞，使血管内皮细胞通透性增加，调节其他组织代谢活性并促使其他细胞因子的合成和释放；CRP 为 C 反应蛋白，指在机体受到感染或组织损伤时血浆中一些急剧上升的蛋白质（急性蛋白）；IL-6 为白细胞介素-6，能诱导 B 细胞分化和产生抗体，并诱导 T 细胞活化增殖、分化，参与机体的免疫应答，是炎性反应的促发剂。

1）正常组大鼠的血浆 TNF-α 含量为 0.88ng/mL，经高脂饲料喂饲后大鼠血浆中 TNF-α 的含量增加到 1.31ng/mL，当大鼠摄入低、中、高剂量的甘薯膳食纤维后，其血浆中 TNF-α 含量依次下降。

2）随着甘薯膳食纤维剂量的增加，大鼠血浆 CRP 水平依次降低。

3）经高脂饲料喂饲后大鼠血浆中 IL-6 含量有显著增加，高剂量甘薯膳食纤维组大鼠血浆 IL-6 含量最低，仅次于正常组。

上述结果说明甘薯膳食纤维能减少与炎症相关的生物标志物或降低其生物活性，从而降低机体炎症反应。

4. 甘薯膳食纤维能预防脂肪肝吗？

　　笔者团队对不同试验组大鼠肝脏的病理学切片进行了分析（图19）。可以看出，正常组大鼠的肝脏未出现明显的病理学异常特征，为正常肝脏的组织结构；然而，高脂对照组大鼠肝脏病理学切片显示，其肝脏组织出现了大面积的肝细胞脂肪变性，肝脏组织中呈现大量的白色脂肪颗粒，已达到中度肝细胞变性的程度；低剂量甘薯膳食纤维组中，肝脏呈现出轻度的肝细胞变性，其脂肪颗粒量明显低于高脂对照组大鼠；中剂量甘薯膳食纤维组大鼠肝细胞的变性程度进一步降低，脂肪颗粒也有显著减少；而在高剂量甘薯膳食纤维组中仅观察到少量的肝细胞变性和较少的白色脂肪颗粒。上述结果说明甘薯膳食纤维能够有效地预防高脂膳食导致的脂肪肝现象，且甘薯膳食纤维摄入量越大，其效果越显著。

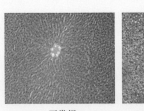
正常组

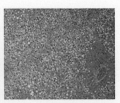
高脂对照组

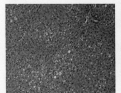
低剂量甘薯膳食纤维组

中剂量甘薯膳食纤维组

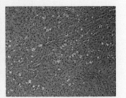
高剂量甘薯膳食纤维组

图 19　Wistar 大鼠肝脏病理学切片图

五、甘薯膳食纤维在食品中的应用

1. 饮料
2. 肉制品
3. 主食及休闲食品
4. 调味料
5. 保健食品
6. 甘薯膳食纤维面包，你会尝试吗？

前面介绍了甘薯膳食纤维具有很好的物化、功能特性及生理活性，那么，甘薯膳食纤维能添加到食品中以满足人体的日常需求吗？答案是肯定的，下面就让我们了解一下甘薯膳食纤维在食品中的应用吧。

1.　饮料

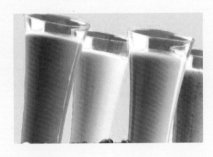

膳食纤维饮料早已风靡欧洲、美国、日本等发达国家和地区。例如，既可以将膳食纤维直接加工成固体饮料，也可将其添加到乌龙茶、可乐或乳酸菌饮品中。

2.　肉制品

在肉制品中添加膳食纤维，可保持肉制品中的水分，同时降低肉制品的热量。膳食纤维在肉类食品中的添加量一般为1%~5%。

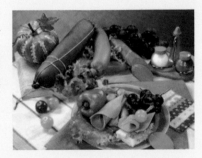

3. 主食及休闲食品

膳食纤维用于生产挂面、快餐面、馒头、面包、饼干等主食，其添加量一般为5%~6%。面条中加入膳食纤维后，生面条的强度有所降低，但面条煮熟后其强度反而增大。膳食纤维还可添加到谷物原料中，做成早餐食品，配合牛奶或豆浆等一起食用。此外，膳食纤维还可添加到布丁、巧克力、糖果、口香糖等中，添加量根据食品种类不同而存在较大差异。

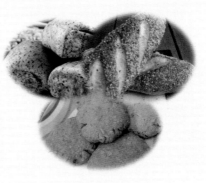

4. 调味料

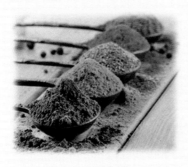

人们将膳食纤维与某些食品添加剂如焦糖色素、动植物油脂、山梨酸、微量元素等营养成分以及木糖醇等甜味剂混合加热制成馅料，做成牛肉馅饼、汉堡包馅等，效果良好。

5. 保健食品

　　除了作为添加剂使用外，膳食纤维已被广泛用于保健品。现在市场上有很多以膳食纤维为主的胶囊、冲剂以及片剂等保健品，表现出良好的经济效益。

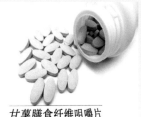

甘薯膳食纤维咀嚼片

6. 甘薯膳食纤维面包，你会尝试吗？

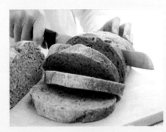

　　随着社会的发展和人们生活节奏的加快，面包逐渐成为人们早餐的必备食品。传统的面包一般采用精细小麦粉或全麦粉制作。前面已经提到了甘薯膳食纤维可以添加到饮料、肉制品、主食、调味料及保健食品中。那么，面包中可以添加甘薯膳食纤维吗？添加多少合适呢？我们可以通过感官评定、质构和理化特性三方面综合评价甘薯膳食纤维的添加量对面包品质的影响。

（1）甘薯膳食纤维会影响面包的外观和内质吗？

　　笔者团队研究了不同甘薯膳食纤维添加量（1%~5%）对面包外观、内质和整体感官的影响，并以不添加膳食纤维的小麦面包作为对照。结果表明，甘薯膳食纤维的添加量为1%~3%时，面包外观和内质评分较高，但是甘薯膳食纤维的添加量达到5%时，面包的外观和内质的评分出现了显著性下降（表7和表8）。结果说明甘薯膳食纤维添加量为3%时，面包的整体感官评分最佳（表9）。

表7 甘薯膳食纤维添加量对面包外观的感官评价值

添加量	体积	皮色	皮质	外形	触感	总分
对照组	9.42	8.66	7.43	3.13	3.74	32.38
1% 甘薯膳食纤维	8.75	8.72	8.45	3.15	3.83	32.90
2% 甘薯膳食纤维	8.13	8.95	8.91	3.17	4.25	33.41
3% 甘薯膳食纤维	7.82	9.07	8.96	3.26	4.79	33.90
4% 甘薯膳食纤维	7.09	8.74	7.93	2.44	4.50	30.70
5% 甘薯膳食纤维	6.83	7.45	6.86	2.63	3.80	27.57

表8 甘薯膳食纤维添加量对面包内质的感官评价值

添加量	内部组织	瓤色	触感	口感	口味	气味	总分
对照组	8.93	9.00	5.67	9.212	7.93	2.98	43.72
1% 甘薯膳食纤维	7.64	8.93	9.15	13.54	8.57	4.25	52.08
2% 甘薯膳食纤维	8.87	8.78	9.13	12.89	8.64	4.33	52.64
3% 甘薯膳食纤维	9.13	8.75	8.97	12.75	8.91	3.92	52.43
4% 甘薯膳食纤维	8.65	8.07	8.76	11.86	8.75	4.03	50.12
5% 甘薯膳食纤维	7.52	8.65	7.92	10.34	8.42	3.87	46.72

表9 甘薯膳食纤维添加量对面包整体感官评价值的影响

添加量	外观总分	内质总分	总分	品质等级
对照组	32.38	43.72	76.10	好
1% 甘薯膳食纤维	32.90	52.08	84.98	满意
2% 甘薯膳食纤维	33.41	52.64	86.05	满意
3% 甘薯膳食纤维	33.90	52.43	86.33	满意
4% 甘薯膳食纤维	30.70	50.12	80.82	满意
5% 甘薯膳食纤维	27.57	46.72	74.29	好

（2）甘薯膳食纤维如何影响面包的理化指标？

面包的理化指标主要包括体积、质量、比体积和水分含量。总体来说，随着甘薯膳食纤维添加量的增加，面包的体积呈下降趋势，质量呈上升趋势，比体积呈下降趋势，水分含量呈上升趋势（表10）。出现这种现象的原因是随着甘薯膳食纤维添加量的增加，面包面团中面筋含量下降，面筋与纤维物质之间的相互作用增强，从而导致面筋网状结构萎缩。

甘薯膳食纤维的添加量为1%~3%时，面包的理化指标相差不大，但是当添加量大于4%时，面包的比体积显著下降（表10）。上述结果说明当甘薯膳食纤维添加量为3%时，面包的理化指标较好。

表10　甘薯膳食纤维添加量对面包理化指标的影响

添加量	体积 /cm³	质量 /g	比体积 /（cm³/g）	水分含量 /%
对照组	494.07	85.48	5.78	19.16
1% 甘薯膳食纤维	478.32	88.25	5.42	23.57
2% 甘薯膳食纤维	429.97	89.39	4.81	24.12
3% 甘薯膳食纤维	427.72	89.67	4.77	24.98
4% 甘薯膳食纤维	365.14	92.44	3.95	25.74
5% 甘薯膳食纤维	263.16	93.65	2.81	26.86

注：比体积，指单位质量的物质所占有的体积，计算方法为体积 / 质量。

（3）甘薯膳食纤维如何影响面包的质构？

面包的质构主要包括硬度、内聚性、弹性和咀嚼性。那么，甘薯膳食纤维添加量的多少会影响面包的质构吗？带着这个问题，笔者团队分析了不同甘薯膳食纤维添加量对面包质构的影响，结果见表11。

表 11 甘薯膳食纤维添加量对面包质构特性的影响

添加量	硬度 /N	内聚性	弹性	咀嚼性 /N
对照组	1314.83	0.41	0.78	157.48
1% 甘薯膳食纤维	541.35	0.45	0.82	167.06
2% 甘薯膳食纤维	583.14	0.45	0.82	174.52
3% 甘薯膳食纤维	624.3	0.45	0.87	188.23
4% 甘薯膳食纤维	736.64	0.48	0.85	135.22
5% 甘薯膳食纤维	878.99	0.58	0.75	116.34

注：内聚性是指形成面包形态所需内部结合力的大小，反映面包内部结构间结合作用的强弱，数值越大，内聚性越大，面包保持自身形态的能力越大。咀嚼性是指咀嚼固体样品所需要的能量，综合反映样品对咀嚼的持续抵抗能力。

1）随着甘薯膳食纤维添加量的增加，面包的硬度较对照组有所下降，这可能是纤维类物质和面筋蛋白之间形成致密的网络结构，使得面包对水分的截留量增加，进而降低面包的硬度。

2）当甘薯膳食纤维添加量为 1%~3% 时，面包的内聚性、咀嚼性、弹性呈上升趋势；当添加量进一步增大至 4% 后，弹性和咀嚼性则出现下降。

上述结果说明，甘薯膳食纤维的添加量为 2%~3% 时，面包表现出较好的质构特性。

中国农业科学院农产品加工研究所
薯类加工创新团队

研究方向

薯类加工与综合利用。

研究内容

薯类加工适宜性评价与专用品种筛选；薯类淀粉及其衍生产品加工；薯类加工副产物综合利用；薯类功效成分提取及作用机制；薯类主食产品加工工艺及质量控制；薯类休闲食品加工工艺及质量控制；超高压技术在薯类加工中的应用。

团队首席科学家

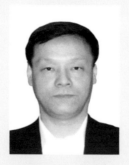

木泰华 研究员

团队概况

现有科研人员8名，其中研究员2名，副研究员2名，助理研究员3名，科研助理1名。2003~2018年期间共培养博士后及研究生79人，其中博士后4名，博士研究生25名，硕士研究生50名。近年来主持或参加国家重点研发计划项目-政府间国际科技创新合作重点专项、"863"计划、"十一五""十二五"国家科技支撑计划、国家自然科学基金项目、公益性行业（农业）科研专项、现代农业产业技术体系建设专项、科技部科研院所技术开发研究专项、科技部农业科技成果转化资金项目、"948"计划等项目或课题68项。

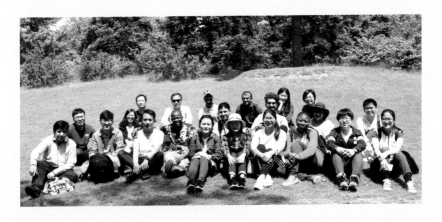

主要研究成果

甘薯蛋白

- 采用膜滤与酸沉相结合的技术回收甘薯淀粉加工废液中的蛋白。
- 纯度达85%，提取率达83%。
- 具有良好的物化功能特性，可作为乳化剂替代物。
- 具有良好的保健特性，如抗氧化、抗肿瘤、降血脂等。

- 获省部级及学会奖励3项，通过省部级科技成果鉴定及评价3项，获授权国家发明专利3项，出版专著3部，发表学术论文41篇，其中SCI收录20篇。

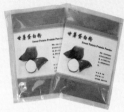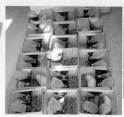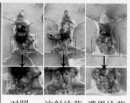

对照　　注射给药　灌胃给药

甘薯颗粒全粉

- 是一种新型的脱水制品，可保存新鲜甘薯中丰富的营养成分。
- "一步热处理结合气流干燥"技术制备甘薯颗粒全粉，简化了生产工艺，有效地提高了甘薯颗粒全粉细胞的完整度。
- 在生产过程中用水少，废液排放量少，应用范围广泛。
- 通过农业部科技成果鉴定1项，获授权国家发明专利2项，出版专著1部，发表学术论文10篇。

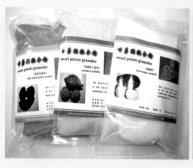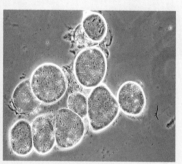

甘薯膳食纤维及果胶

- 甘薯膳食纤维筛分技术与果胶提取技术相结合，形成了一套完整的连续化生产工艺。

- 甘薯膳食纤维具有良好的物化功能特性；大型甘薯淀粉厂产生的废渣可以作为提取膳食纤维的优质原料。
- 甘薯果胶具有良好的乳化能力和乳化稳定性；改性甘薯果胶具有良好的抗肿瘤活性。
- 获省部级及学会奖励 3 项，通过农业部科技成果鉴定 1 项，获得授权国家发明专利 3 项，发表学术论文 25 篇，其中 SCI 收录 9 篇。

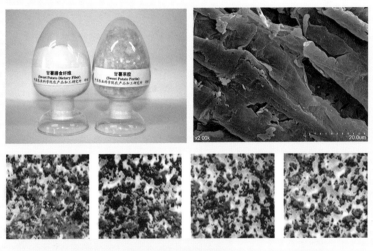

甘薯茎尖多酚

甘薯茎尖多酚

- 主要由酚酸（绿原酸及其衍生物）和类黄酮（芦丁、槲皮素等）组成。
- 具有抗氧化、抗动脉硬化，防治冠心病与中风等心脑血管疾病，抑菌、抗癌等许多生理功能。
- 获授权国家发明专利 1 项，发表学术论文 8 篇，其中 SCI 收录 4 篇。

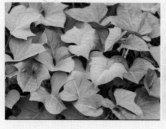
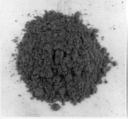
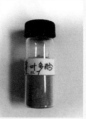

紫甘薯花青素

- 与葡萄、蓝莓、紫玉米等来源的花青素相比，具有较好的光热稳定性。
- 抗氧化活性是维生素 C 的 20 倍，维生素 E 的 50 倍。
- 具有保肝，抗高血糖、高血压，增强记忆力及抗动脉粥样硬化等生理功能。
- 获授权国家发明专利 1 项，发表学术论文 4 篇，其中 SCI 收录 2 篇。

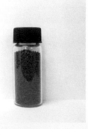
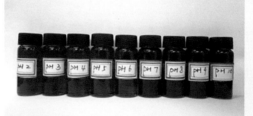

马铃薯馒头

- 以优质马铃薯全粉和小麦粉为主要原料，采用新型降黏技术，优化搅拌、发酵工艺，经过由外及里再由里及外地醒发等独创工艺和一次发酵技术等多项专利蒸制而成。
- 突破了马铃薯馒头发酵难、成型难、口感硬等技术难题，成功将马铃薯粉占比提高到 40% 以上。
- 马铃薯馒头具有马铃薯特有的风味，同时保存了小麦原有的麦香风味,芳香浓郁,口感松软。马铃薯馒头富含蛋白质,必需氨基酸含量丰富,可与牛奶、鸡蛋蛋白质相媲美,更符合WHO/FAO的氨基

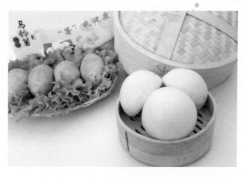

酸推荐模式,易于消化吸收;维生素、膳食纤维和矿物质(钾、磷、钙等)含量丰富,营养均衡,抗氧化活性高于普通小麦馒头,男女老少皆宜,是一种营养保健的新型主食,市场前景广阔。

- 获授权国家发明专利5项,发表相关论文3篇。

马铃薯面包

- 马铃薯面包以优质马铃薯全粉和小麦粉为主要原料,采用新型降黏技术等多项专利、创新工艺及3D环绕立体加热焙烤而成。
- 突破了马铃薯面包成型和发酵难、体积小、质地硬等技术难题,成功将马铃薯粉占比提高到40%以上。
- 马铃薯面包风味独特,集马铃薯特有风味与纯正的麦香风味于一体,鲜美可口,软硬适中。
- 获授权国家发明专利1项,发表相关论文3篇。

马铃薯焙烤系列休闲食品

- 以马铃薯全粉及小麦粉为主要原料,通过配方优化与改良,采用先进的焙烤工艺精制而成。

- 添加马铃薯全粉后所得的马铃薯焙烤系列食品风味更浓郁、营养更丰富、食用更健康。
- 马铃薯焙烤类系列休闲食品包括：马铃薯磅蛋糕、马铃薯卡思提亚蛋糕、马铃薯冰冻曲奇以及马铃薯千层酥塔等。
- 获授权国家发明专利4项。

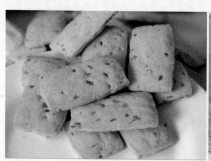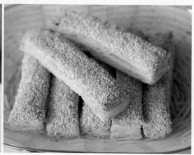

成果转化

1. 成果鉴定及评价

（1）甘薯蛋白生产技术及功能特性研究（农科果鉴字 [2006] 第034号），成果被鉴定为国际先进水平；

（2）甘薯淀粉加工废渣中膳食纤维果胶提取工艺及其功能特性的研究（农科果鉴字 [2010] 第28号），成果被鉴定为国际先进水平；

（3）甘薯颗粒全粉生产工艺和品质评价指标的研究与应用（农科果鉴字 [2011] 第31号），成果被鉴定为国际先进水平；

（4）变性甘薯蛋白生产工艺及其特性研究（农科果鉴字 [2013] 第33号），成果被鉴定为国际先进水平；

（5）甘薯淀粉生产及副产物高值化利用关键技术研究与应用 ［中农（评价）字 [2014] 第08号］，成果被评价为国际先进水平。

2. 获授权专利

（1）甘薯蛋白及其生产技术，专利号：ZL200410068964.6；

（2）甘薯果胶及其制备方法，专利号：ZL200610065633.6；

（3）一种胰蛋白酶抑制剂的灭菌方法，专利号：ZL200710177342.0；

（4）一种从甘薯渣中提取果胶的新方法，专利号：ZL200810116671.9；

（5）甘薯提取物及其应用，专利号：ZL200910089215.4；

（6）一种制备甘薯全粉的方法，专利号：ZL200910077799.3；

（7）一种从薯类淀粉加工废液中提取蛋白的新方法，专利号：ZL201110190167.5；

（8）一种甘薯茎叶多酚及其制备方法，专利号：ZL201310325014.6；

（9）一种提取花青素的方法，专利号：ZL201310082784.2；

（10）一种提取膳食纤维的方法，专利号：ZL201310183303.7；

（11）一种制备乳清蛋白水解多肽的方法，专利号：ZL201110414551.9；

（12）一种甘薯颗粒全粉制品细胞完整度稳定性的辅助判别方法，专利号：ZL 201310234758.7；

（13）甘薯Sporamin蛋白在制备预防和治疗肿瘤药物及保健品中的应用，专利号：ZL201010131741.5；

（14）一种全薯类花卷及其制备方法，专利号：ZL201410679873.X；

（15）提高无面筋蛋白面团发酵性能的改良剂、制备方法及应用，专利号：ZL201410453329.3；

（16）一种全薯类煎饼及其制备方法，专利号：ZL201410680114.6；

（17）一种马铃薯花卷及其制备方法，专利号：ZL201410679874.4；

（18）一种马铃薯渣无面筋蛋白饺子皮及其加工方法，专利号：ZL201410679864.0；

（19）一种马铃薯馒头及其制备方法，专利号：ZL201410679527.1；

（20）一种马铃薯发糕及其制备方法，专利号：ZL201410679904.1；

（21）一种马铃薯蛋糕及其制备方法，专利号：ZL201410681369.3 ；

（22）一种提取果胶的方法，专利号：ZL201310247157.X；

（23）改善无面筋蛋白面团发酵性能及营养特性的方法，专利号：ZL201410356339.5；

（24）一种马铃薯渣无面筋蛋白油条及其制作方法，专利号：ZL201410680265.0；

（25）一种马铃薯煎饼及其制备方法，专利号：ZL201410680253.8；

（26）一种全薯类发糕及其制备方法，专利号：ZL201410682330.3；

（27）一种马铃薯饼干及其制备方法，专利号：ZL201410679850.9；

（28）一种全薯类蛋糕及其制备方法，专利号：ZL201410682327.1；

（29）一种由全薯类原料制成的面包及其制备方法，专利号：

ZL201410681340.5；

（30）一种全薯类无明矾油条及其制备方法，专利号：ZL201410680385.0；

（31）一种全薯类馒头及其制备方法，专利号：ZL201410680384.6；

（32）一种马铃薯膳食纤维面包及其制作方法，专利号：ZL201410679921.5；

（33）一种马铃薯渣无面筋蛋白窝窝头及其制作方法，专利号：ZL201410679902.2。

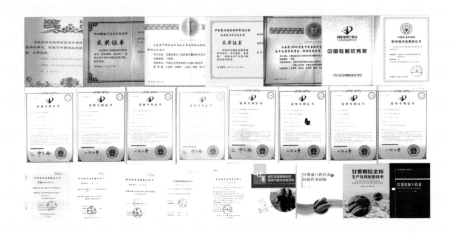

3. 可转化项目

（1）甘薯颗粒全粉生产技术；

（2）甘薯蛋白生产技术；

（3）甘薯膳食纤维生产技术；

（4）甘薯果胶生产技术；

（5）甘薯多酚生产技术；

（6）甘薯茎叶青汁粉生产技术；

（7）紫甘薯花青素生产技术；

（8）马铃薯发酵主食及复配粉生产技术；

（9）马铃薯非发酵主食及复配粉生产技术；

（10）马铃薯饼干系列食品生产技术；

（11）马铃薯蛋糕系列食品生产技术。

联系方式

联系电话：+86-10-62815541

电子邮箱：mutaihua@126.com

联系地址：北京市海淀区圆明园西路 2 号中国农业科学院
　　　　　农产品加工研究所科研 1 号楼

邮　　编：100193